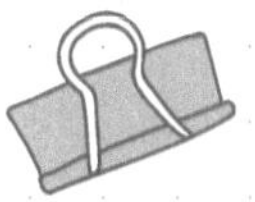

MON JOURNAL DE FIV

CE CARNET

appartient à:

POURQUOI

Ce journal

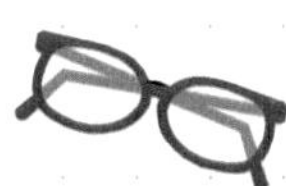

Ce journal est créé pour vous permettre de planifier tous vos rendez-vous et de garder une trace de toutes les informaions importantes durant votre parcours de FIV. Il est sera votre meilleur compagnon de route.

Ce Journal sera divisé en pliusieurs parties :

- L'index
- Un planning
- Un Bloc-Notes
- Histoire du couple
- Liste des interlocuteurs
- Suivi des dépenses
- Les examens préalables

- Suivi des prises de Médicaments
- Suivi des prises de sang
- Suivi des échographies
- Infos sur le déclenchement
- Infos sur la ponction
- Infos sur le transfert
- le teste de grossesse
- Les Citation motivantes

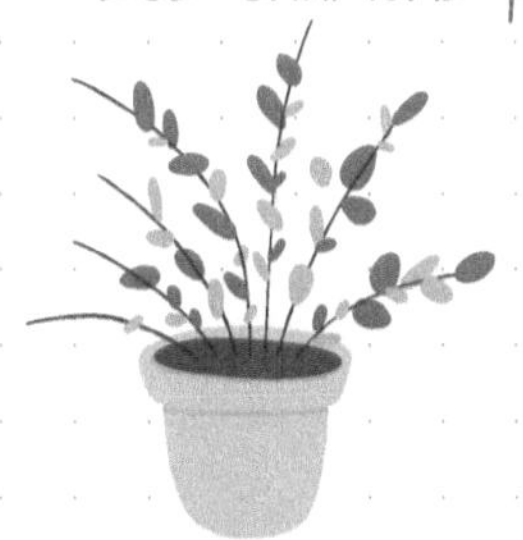

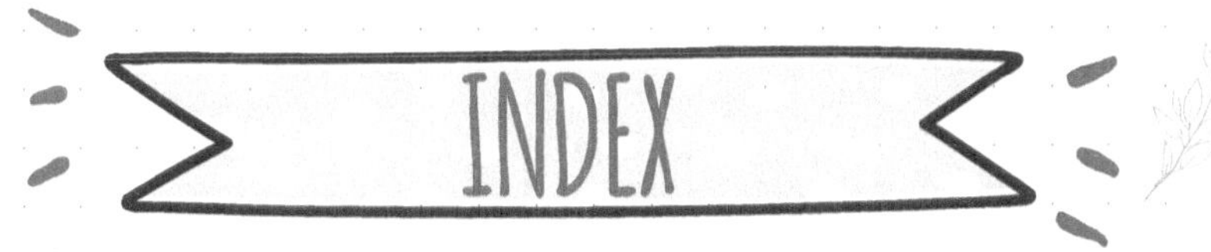

Je note ici dans l'ordre d'apparition, les pages des parties que je souhaite retrouver rapidement.

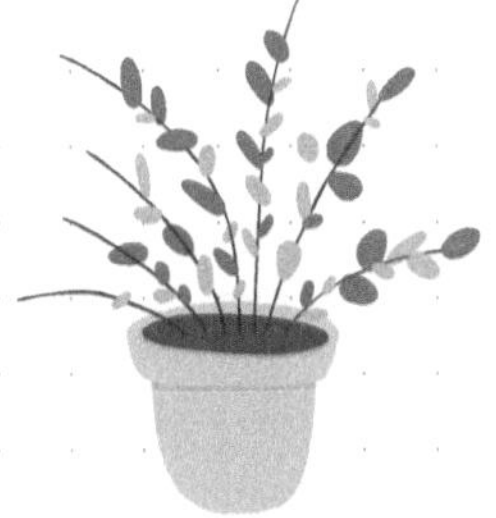

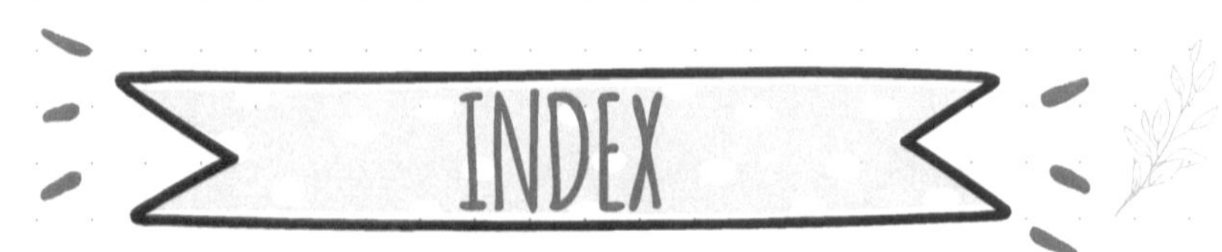

INDEX

Je note ici dans l'ordre d'apparition, les pages des parties que je souhaite retrouver rapidement.

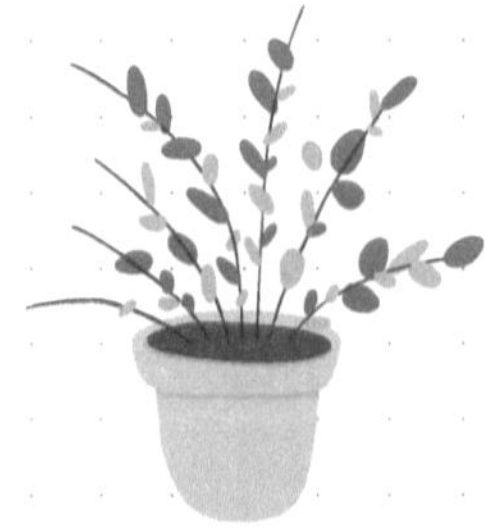

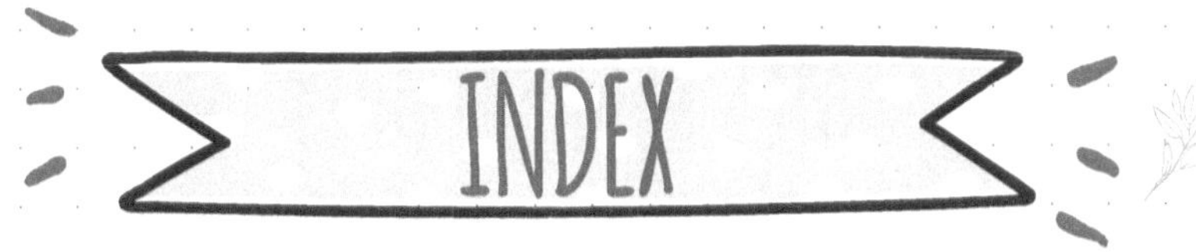

Je note ici dans l'ordre d'apparition, les pages des parties que je souhaite retrouver rapidement.

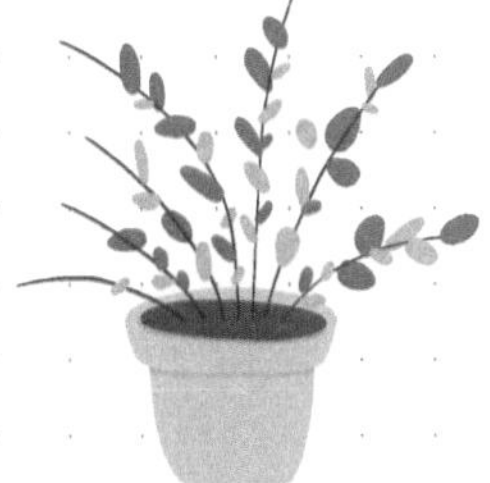

Mes réflexions

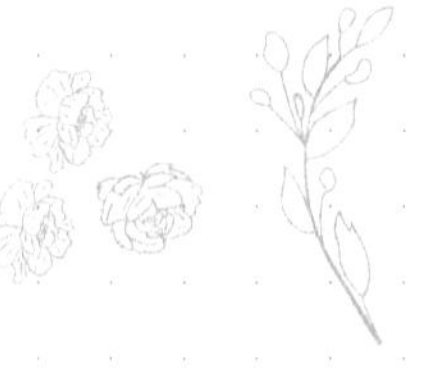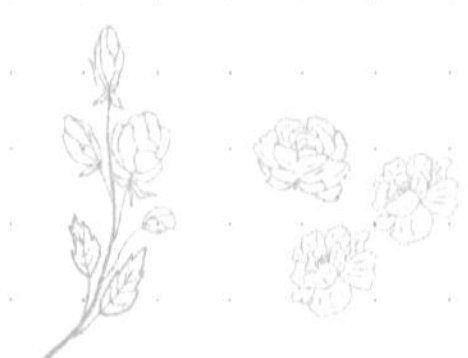

ICI je note mes réflexions, mon état d'esprit
et tout ce qui me passe par la tête.

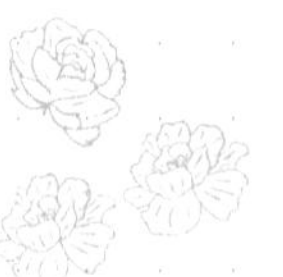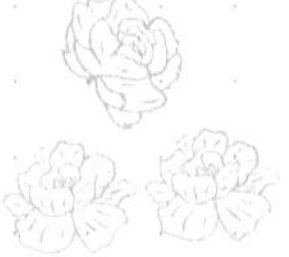

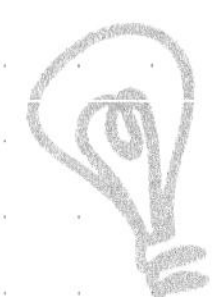
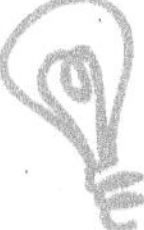

MON KIT DE SURVIE

À LA FIV

1. Avoir un partenaire/entourage qui vous soutient
2. Prévoir un bon ventilateur
3. Prévoir des moments de sieste
4. Prévoir des livres, films et séries
5. Prévoir un endroit dédié à la maison
6. Prévoir le matériel pour les injections
7. Prévoir du Paracétamole
8. Prévoir des feutres
9. Prévoir des séances de massage

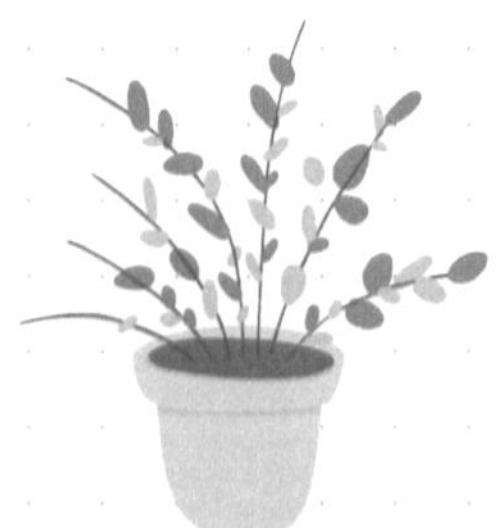

Je note ici les autres éléments dont j'aurai besoin pour mon parcours de FIV.

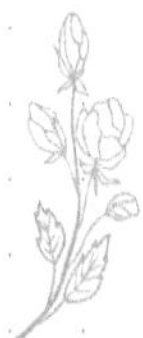

Notre Histoire

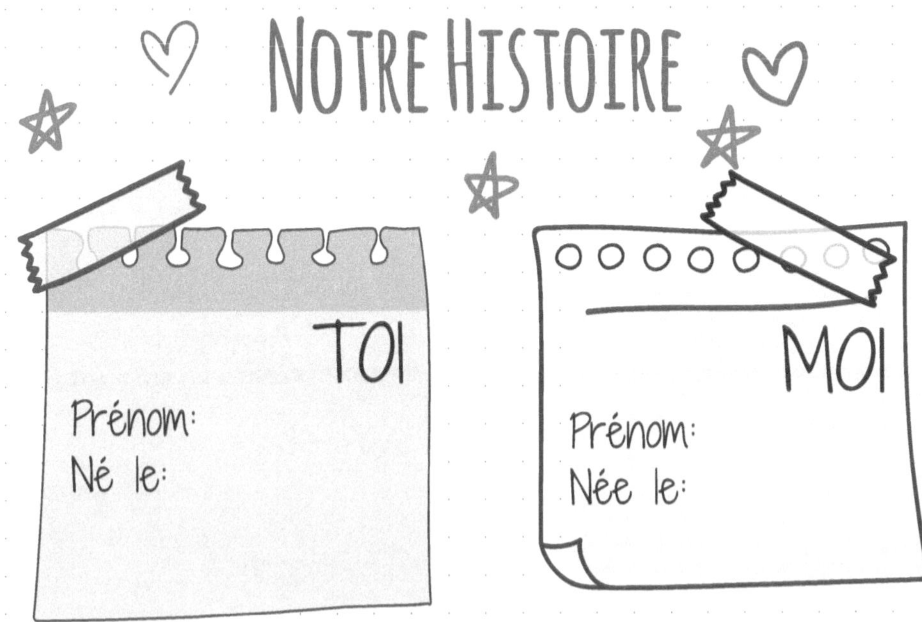

Date de notre rencontre : _______________

Notre Lieu de rencontre : _______________

Quel temps fesait-il ? : 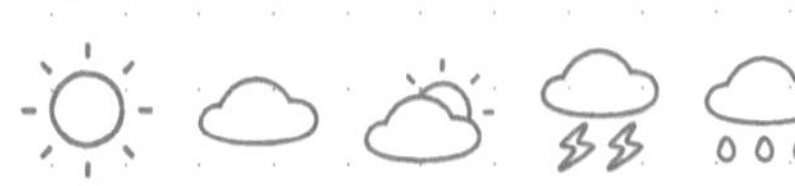

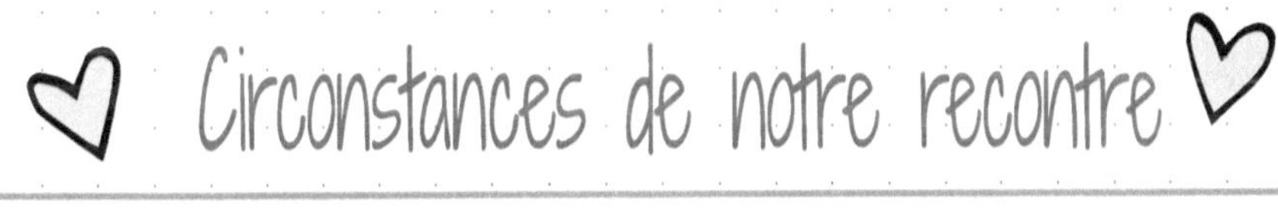

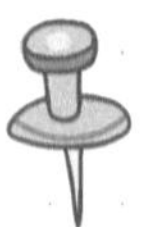 # MES INTERLOCUTEURS 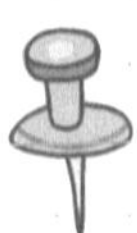

Sur ces pages je note les coordonnées de tous mes interlocuteurs durant mon parcours de FIV.

Docteur

Adresse :

Téléphone :
Email :

Centre PMA

Adresse :

Téléphone :
Email :

Laboratoire

Adresse :

Téléphone :
Email :

Échographe

Adresse :

Téléphone :
Email :

Pharmacien(ne)

Adresse :

Téléphone :
Email :

Infirmier(e)

Adresse :

Téléphone :
Email :

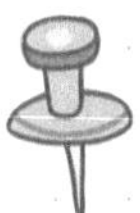 # MES INTERLOCUTEURS 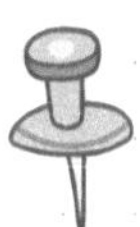

Sur ces pages je note les coordonnées de tous mes interlocuteurs durant mon parcours de FIV.

Anesthésiste

Adresse :

Téléphone :
Email :

Autre

Adresse :

Téléphone :
Email :

Autre

Adresse :

Téléphone :
Email :

Autre

Adresse :

Téléphone :
Email :

Autre

Adresse :

Téléphone :
Email :

Autre

Adresse :

Téléphone :
Email :

Suivi des Dépenses

Date	Examen	Montant	Remb. Sécu.	Remb. Mutuelle
		........€		
		........€		
		........€		
		........€		
		........€		
		........€		
		........€		
		........€		
		........€		
		........€		
		........€		
		........€		
		........€		

SUIVI DES DÉPENSES

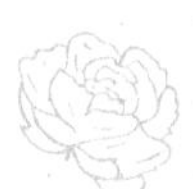
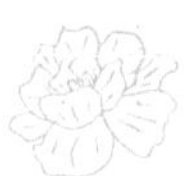

Date	Examen	Montant	Remb. Sécu.	Remb. Mutuelle
		.......€		
		.......€		
		.......€		
		.......€		
		.......€		
		.......€		
		.......€		
		.......€		
		.......€		
		.......€		
		.......€		
		.......€		

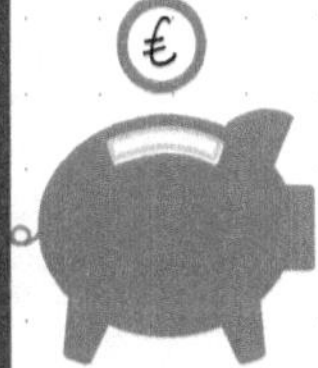

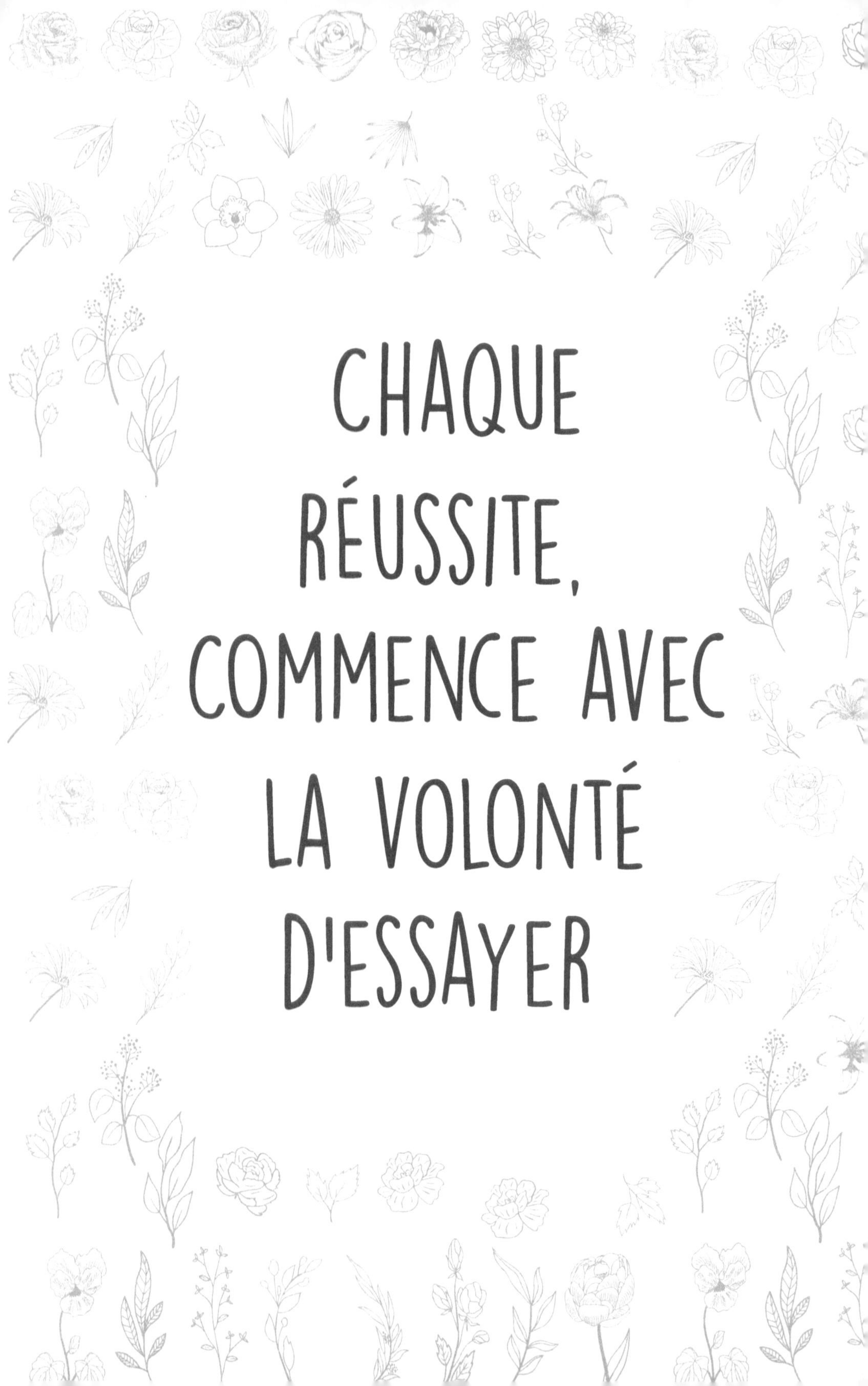
CHAQUE
RÉUSSITE,
COMMENCE AVEC
LA VOLONTÉ
D'ESSAYER

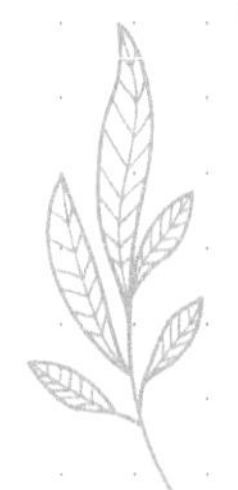

EXAMENS PRÉALABLES
à la FIV

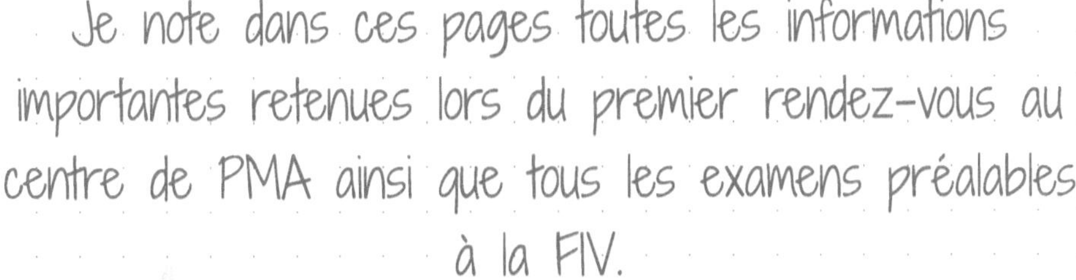

Je note dans ces pages toutes les informations importantes retenues lors du premier rendez-vous au centre de PMA ainsi que tous les examens préalables à la FIV.

Date du 1er Rendez-vous: _______________

Résultats de l'entretien :

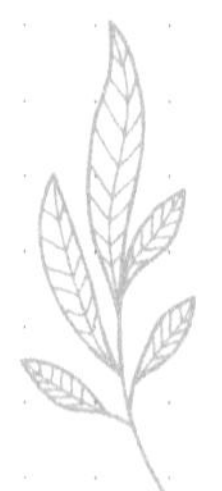

Examens préalables
à la FIV

Mes impressions sur l'entretien :

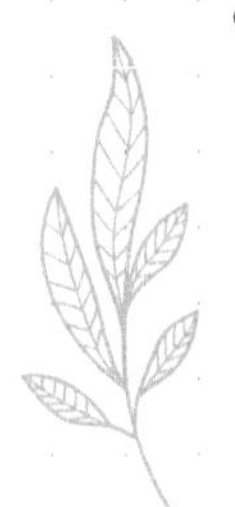

EXAMENS PRÉALABLES

à la FIV

Sérologie

toi

moi

Date :

Lieu :

Échographie

Date :

Lieu :

Hystérosalpingographie

Date :

Lieu :

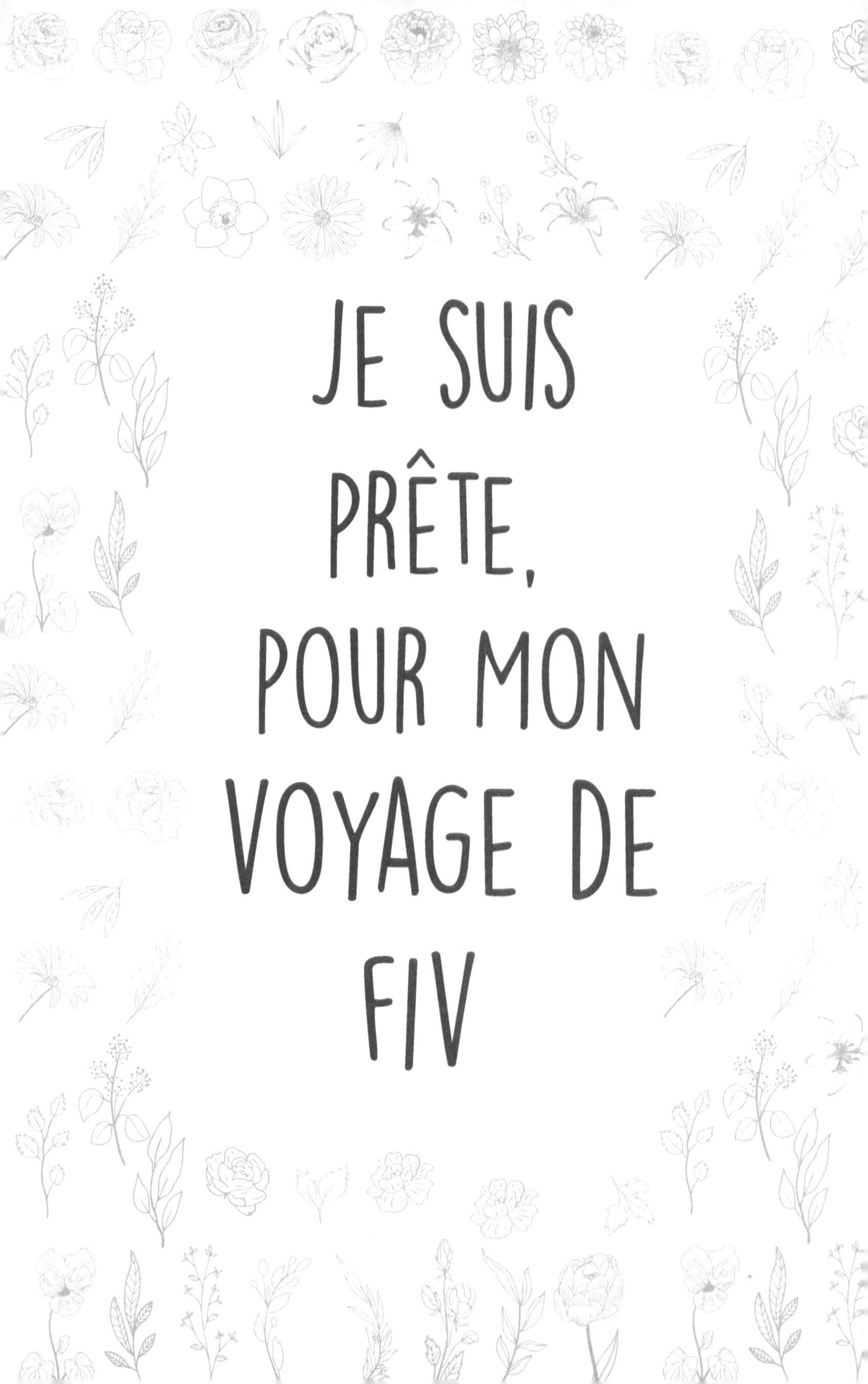JE SUIS
PRÊTE,
POUR MON
VOYAGE DE
FIV

MON PLANNING

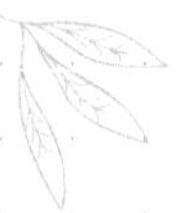

ICI je planifie tous mes RDV, je notes mes tâches à faire et mes prises de médicaments.

Cette partie est constituée des pages suivantes :

* Un Planning Mensuel
* Un Planning Hebdomadaire
* Un Bloc-notes

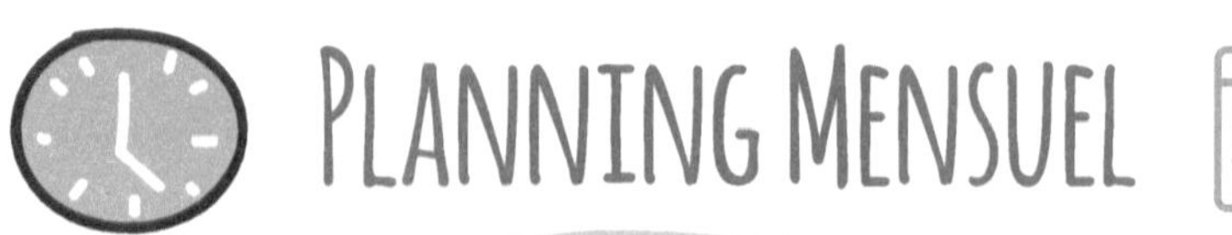 

PLANNING MENSUEL

ICI Je note TOUS mes RDV

J1	J2	J3	J4
J5	J6	J7	J8
J9	J10	J11	J12
	J13	J14	J15

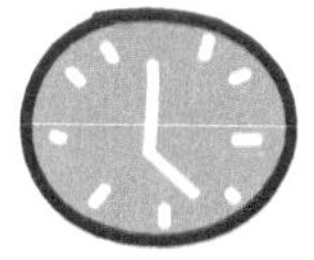 # PLANNING MENSUEL 

ICI Je note TOUS mes RDV

J16	J17	J18	J19
J20	J21	J22	J23
J24	J25	J26	J27
J28	J29	J30	J31

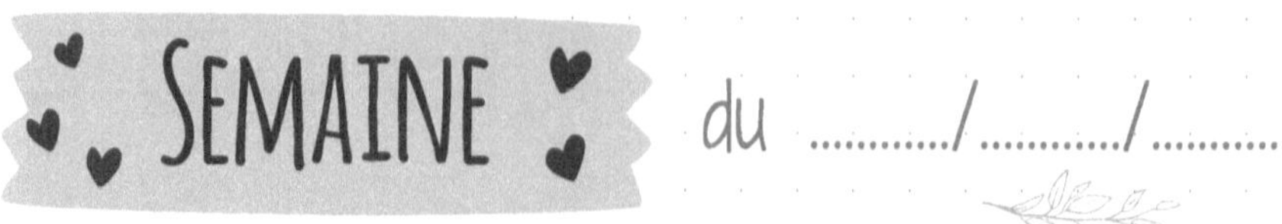

du ..../............/.............

TO DO

LUNDI

MARDI

MERCREDI

Notes

JEUDI

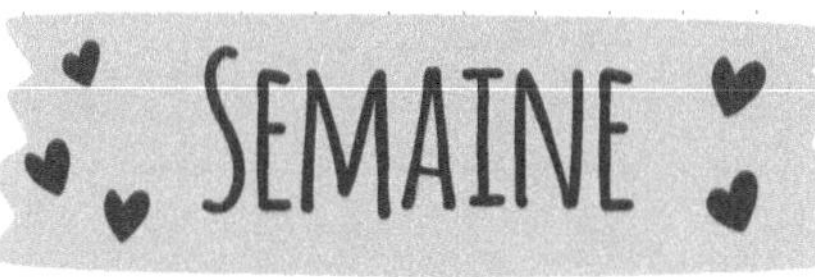

du ..../.............../.................

VENDREDI

SAMEDI

Notes

DIMANCHE

Ma liste de Gratitude

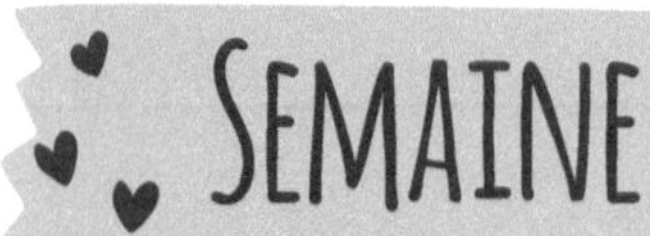

SEMAINE

du ..../.........../.............

TO DO

LUNDI

MARDI

MERCREDI

Notes

JEUDI

SEMAINE du ..../.............../................

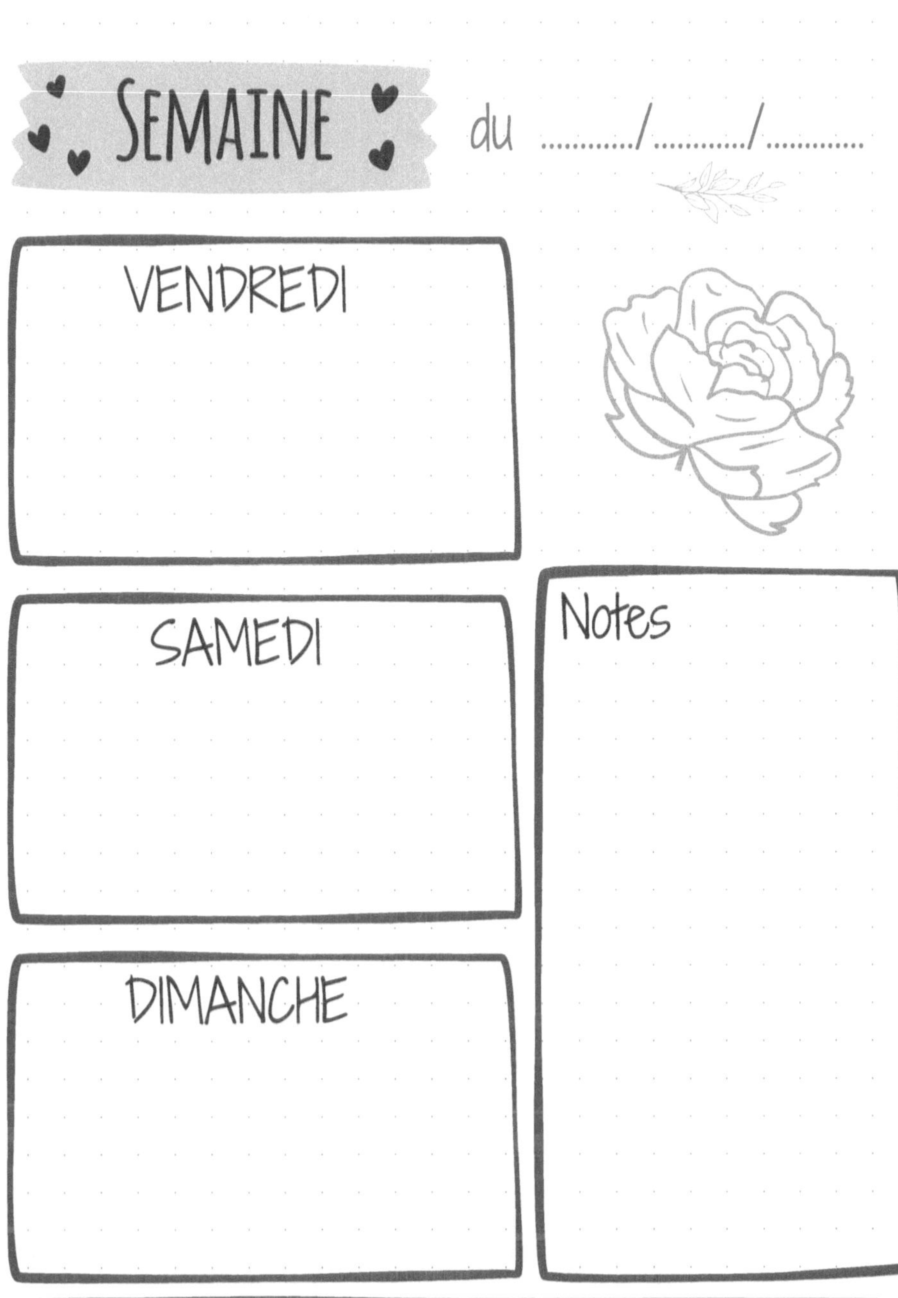

VENDREDI

SAMEDI

Notes

DIMANCHE

Ma liste de Gratitude

TO DO

LUNDI

MARDI

MERCREDI

Notes

JEUDI

SEMAINE du ..../............/............

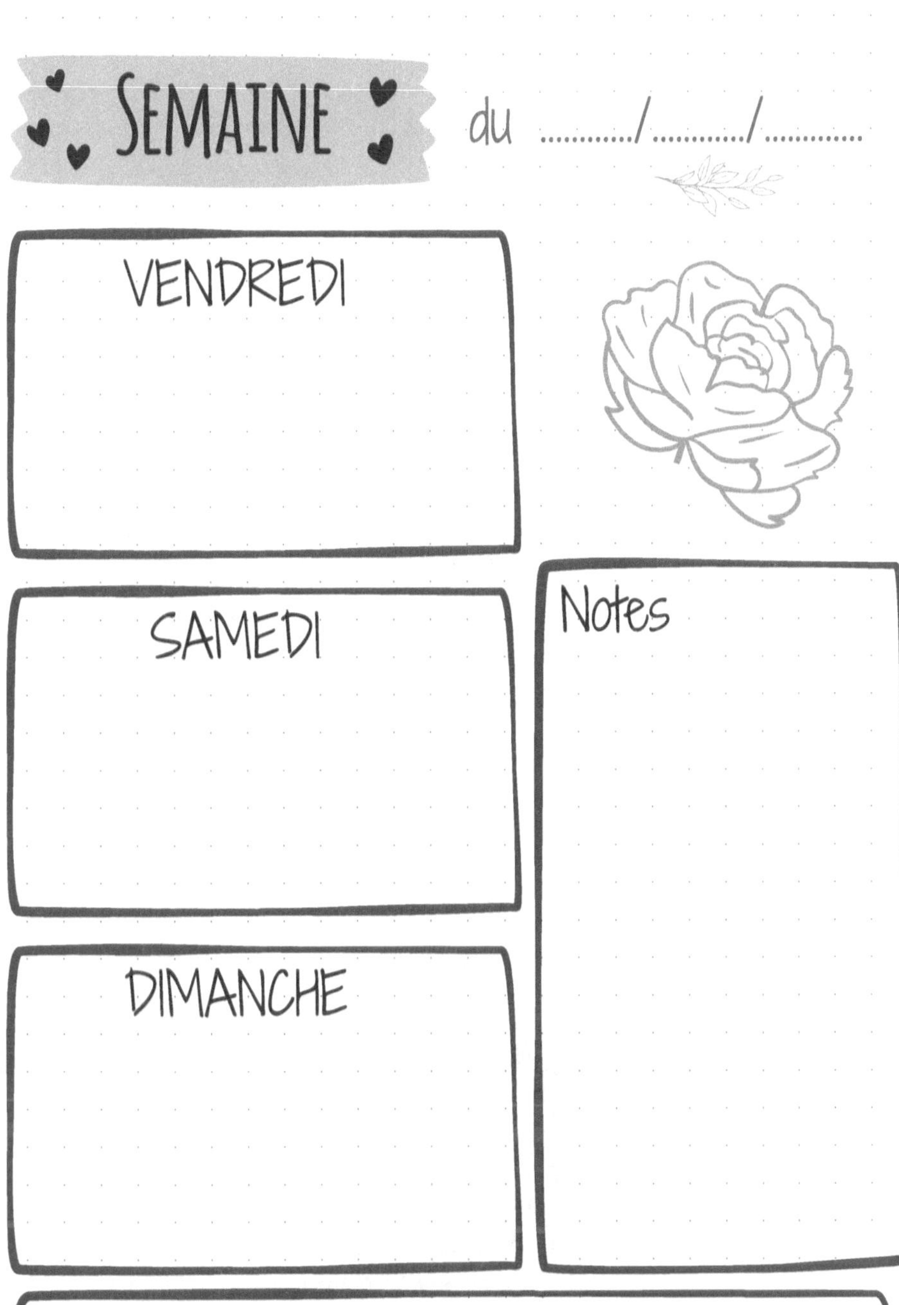

VENDREDI

SAMEDI

Notes

DIMANCHE

Ma liste de Gratitude

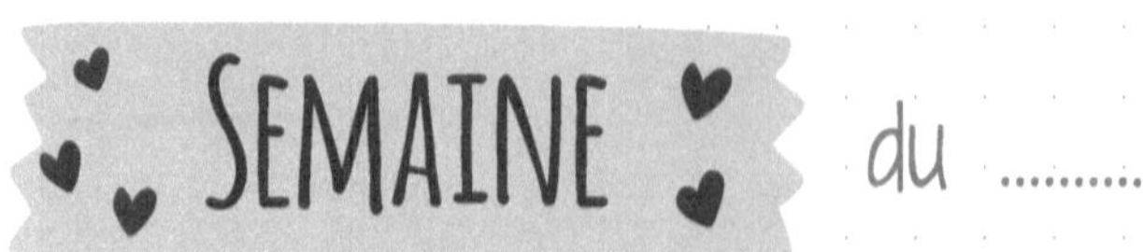

TO DO

- [ ]
- [ ]
- [ ]
- [ ]
- [ ]
- [ ]
- [ ]
- [ ]
- [ ]
- [ ]
- [ ]
- [ ]
- [ ]
- [ ]

LUNDI

MARDI

MERCREDI

JEUDI

Notes

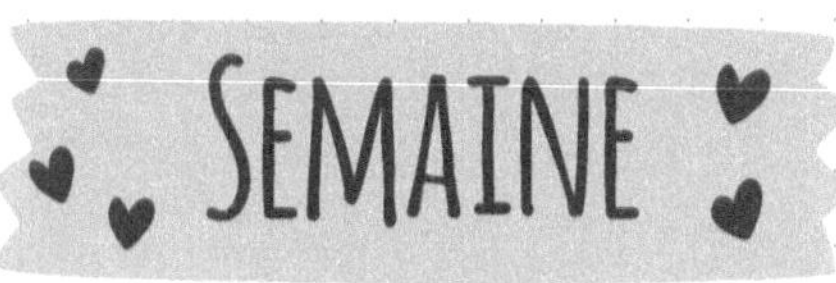

SEMAINE

du ..../........../............

VENDREDI

SAMEDI

Notes

DIMANCHE

Ma liste de Gratitude

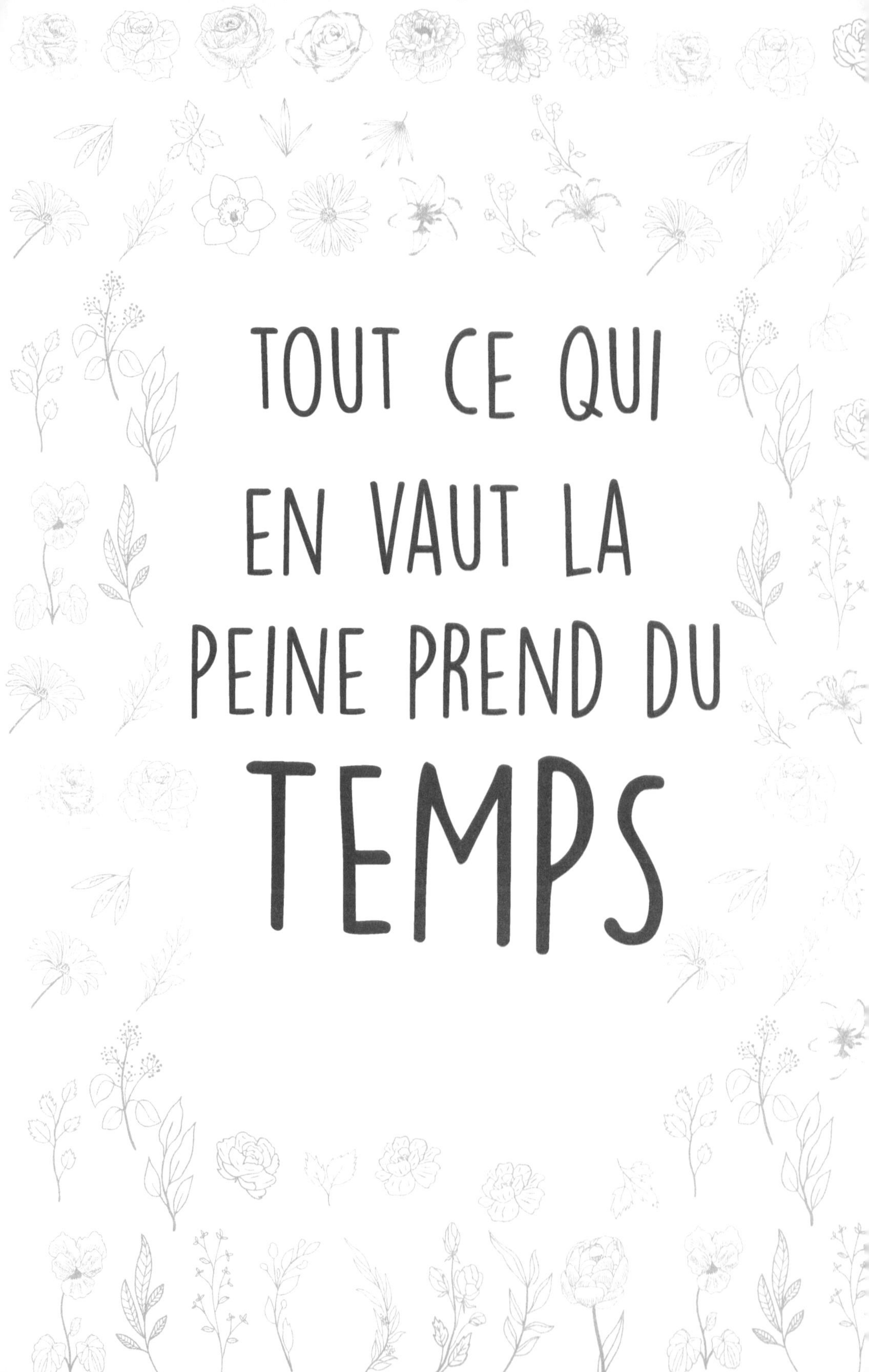

TOUT CE QUI
EN VAUT LA
PEINE PREND DU
TEMPS

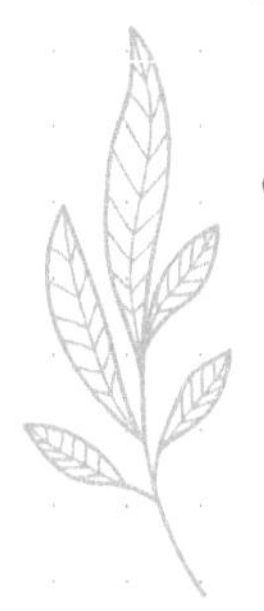

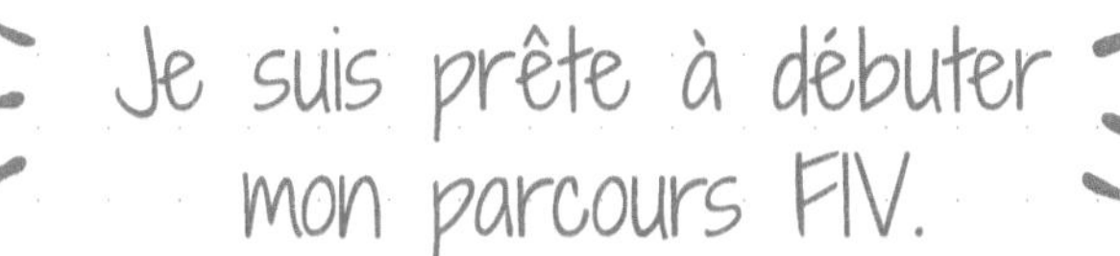

LA STIMULATION

Je suis prête à débuter
mon parcours FIV.

Dans ces pages je vais noter toutes les
informations concernant mon traitement pour
la stimulaiton ovarienne. C'est à dire :

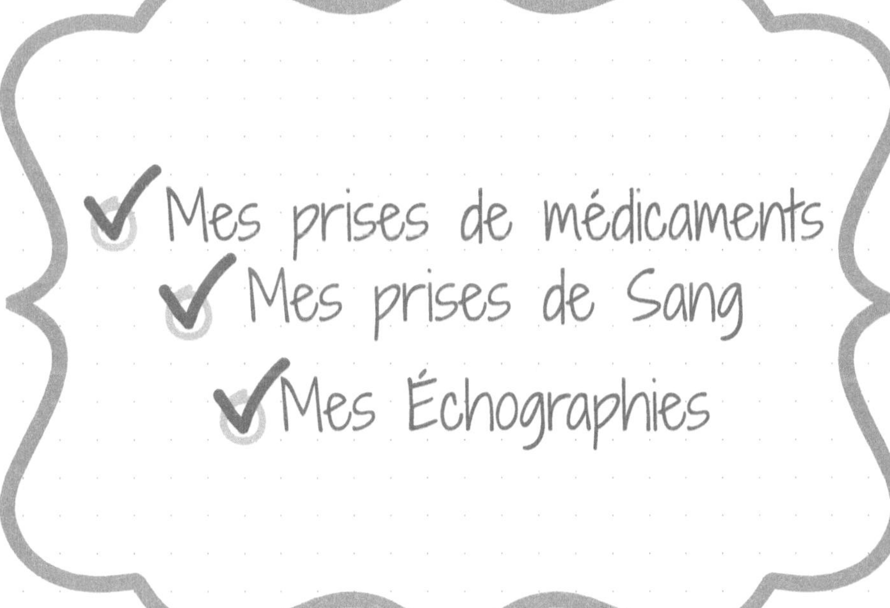

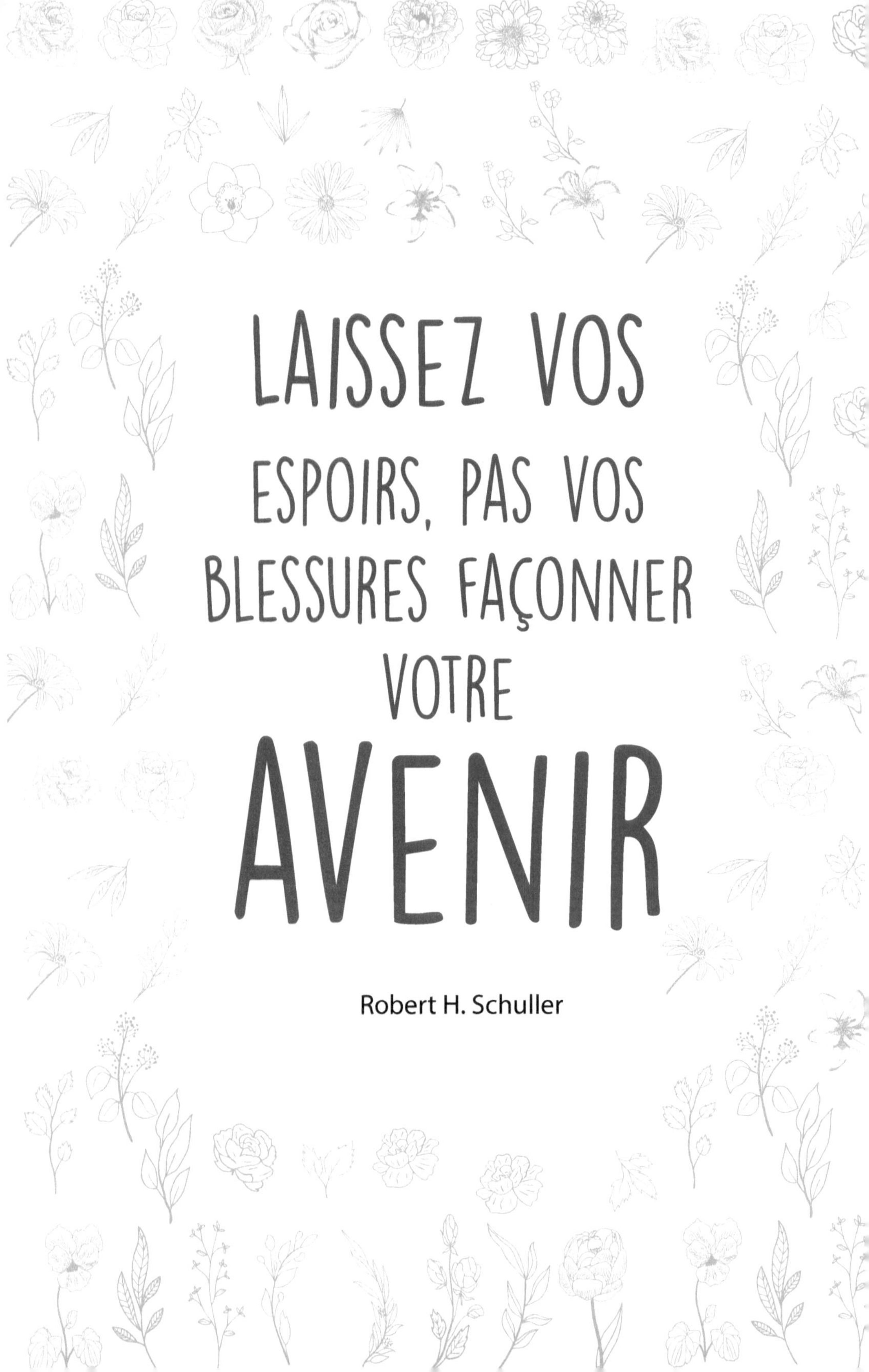

LAISSEZ VOS ESPOIRS, PAS VOS BLESSURES FAÇONNER VOTRE AVENIR

Robert H. Schuller

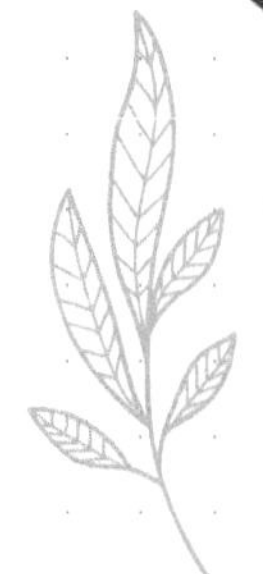
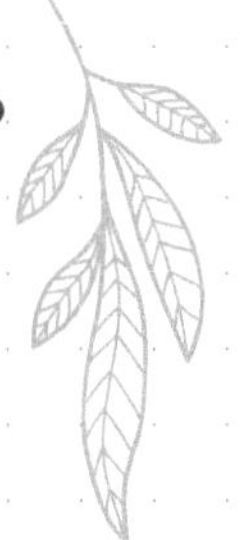

TOP DÉPART !

Je vais suivre un parcours

- ☐ Protocole court

- ☐ Protocole long

- ☐ Protocole sur cycle naturel

Date de démarrage

............/............/............

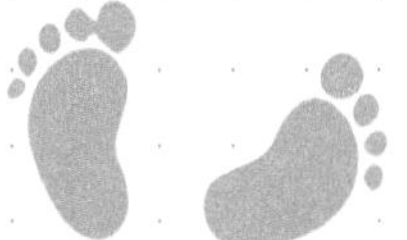
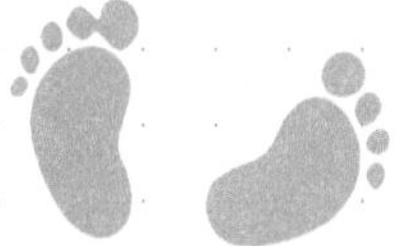

Mes Prises de Médicaments

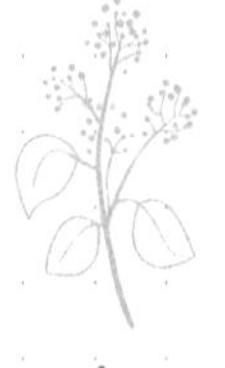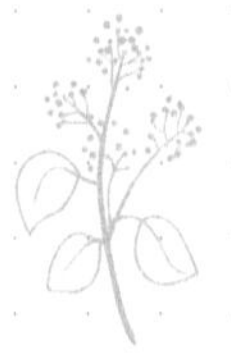

Je note ici mes prises de médicaments
et injections

Date	Médicament	Dosage

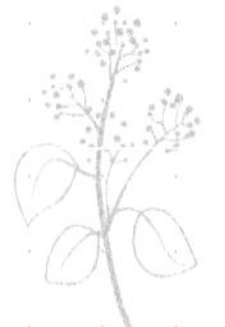
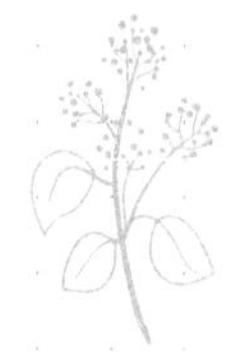

Mes Prises de Médicaments

Je note ici mes prises de médicaments
et injections

Date	Médicament	Dosage

Mes Prises de Médicaments

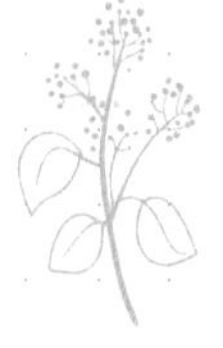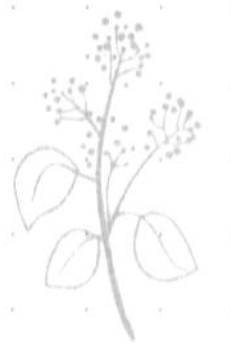

Je note ici mes prises de médicaments
et injections

Date	Médicament	Dosage

Mes Prises de Médicaments

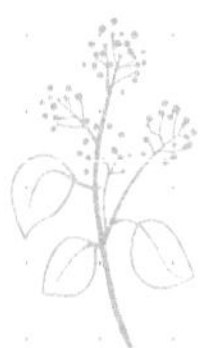 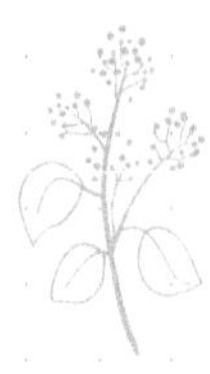

Je note ici mes prises de médicaments et injections

Date	Médicament	Dosage

Mes Prises de Sang

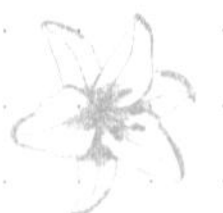 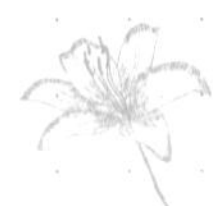

Je note ici mes prises de Sang

Date	LH	Oestradiol	Progesterone

Mes Prises de Sang

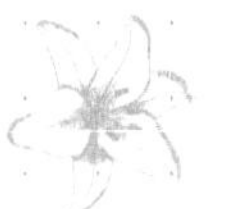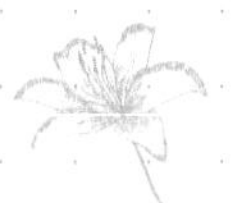

Je note ici mes prises de Sang

Date	LH	Oestradiol	Progesterone

Mes Prises de Sang

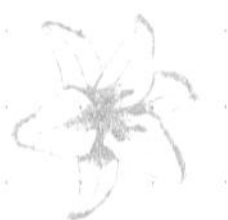 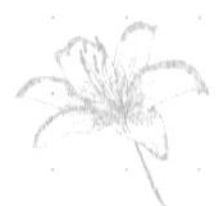

Je note ici mes prises de Sang

Date	LH	Oestradiol	Progesterone

Mes Prises de Sang

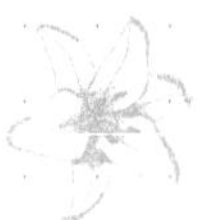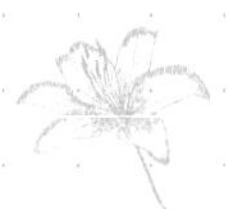

Je note ici mes prises de Sang

Date	LH	Oestradiol	Progesterone

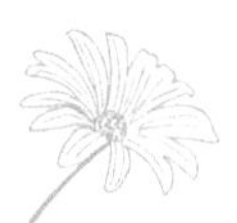 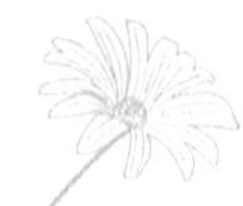

Mes Échographies

Je note ici mes échographies, la taille et le nombre de follicules

Date	Ovaire droit	Ovaire gauche	Endomètre

Mes Échographies

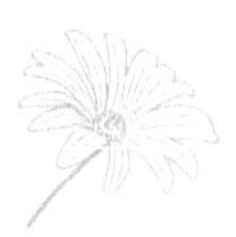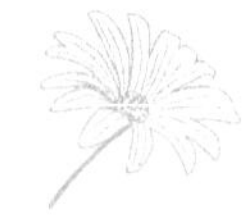

Je note ici mes échographies, la taille et le nombre de follicules

Date	Ovaire droit	Ovaire gauche	Endomètre

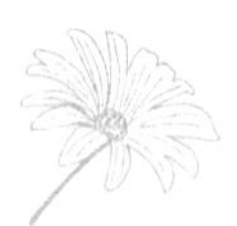 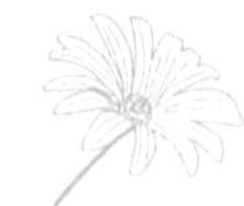

Mes Échographies

Je note ici mes échographies, la taille et
le nombre de follicules

Date	Ovaire droit	Ovaire gauche	Endomètre

Mes Échographies

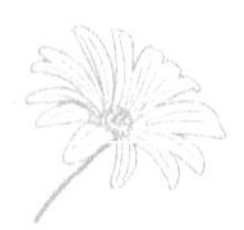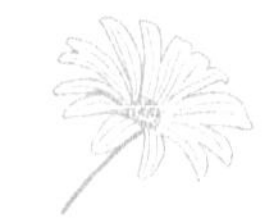

Je note ici mes échographies, la taille et le nombre de follicules

Date	Ovaire droit	Ovaire gauche	Endomètre

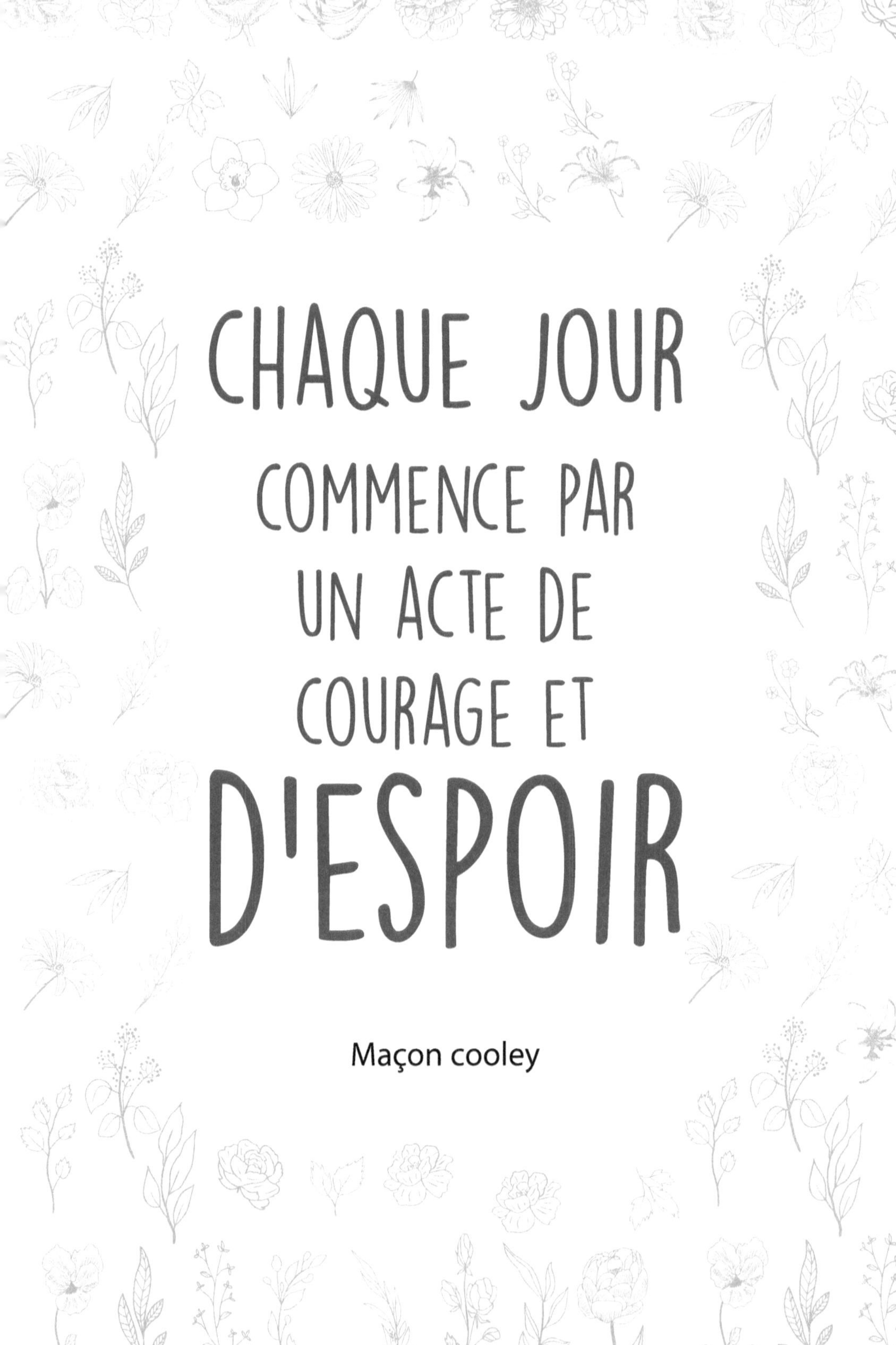

CHAQUE JOUR
COMMENCE PAR
UN ACTE DE
COURAGE ET
D'ESPOIR

Maçon cooley

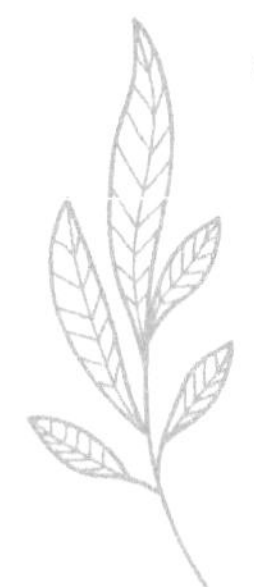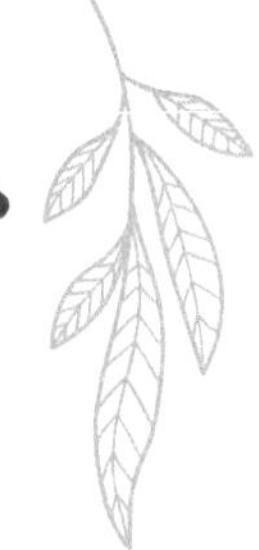

DÉCLENCHEMENT

C'est le jour !

Date du déclenchement

.........../.........../..........

Réalisé par :

☐ Mon conjoint   ☐ Infirmier(e)

☐ Moi

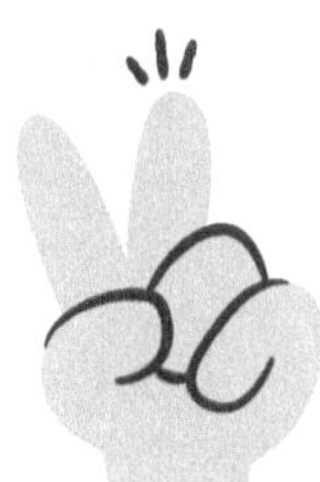

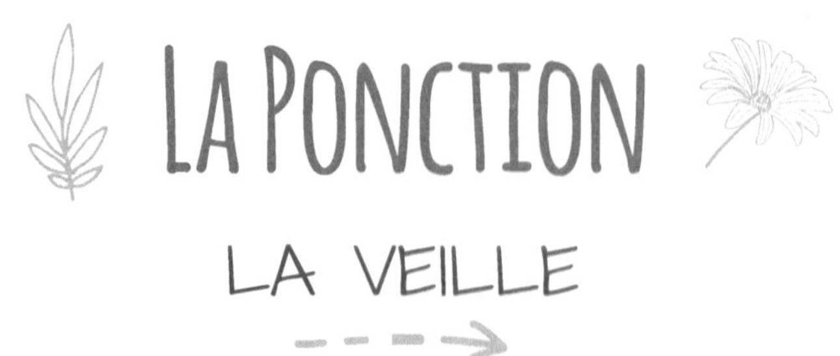

LA PONCTION

LA VEILLE
- - - ➤

Ne pas oublier:

De régler mon réveil à :...............heures

De préparer les éléments ci-dessous :

- Carte vitale
- Carte d'identité
- Carte de mutuelle
- Autres documents ...

Comment je me sens ?

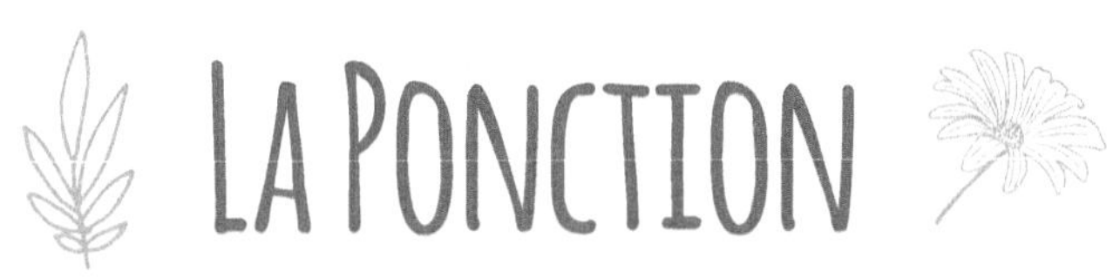

La Ponction

LA VEILLE

Je note ici les instructions importantes
du centre...

Le Transfert

Je note ici toutes les informations concernant le jour du transfert

Date ..../......../........   Heure ....

Lieu ....

Nombre d'embryons transférés

....

Nombre de jour de devéloppement

....

Nombre d'embryons vitrifiés

....

Mon humeur du jour   

LE TRANSFERT

Je note ici ce que je retiens de cette journée:

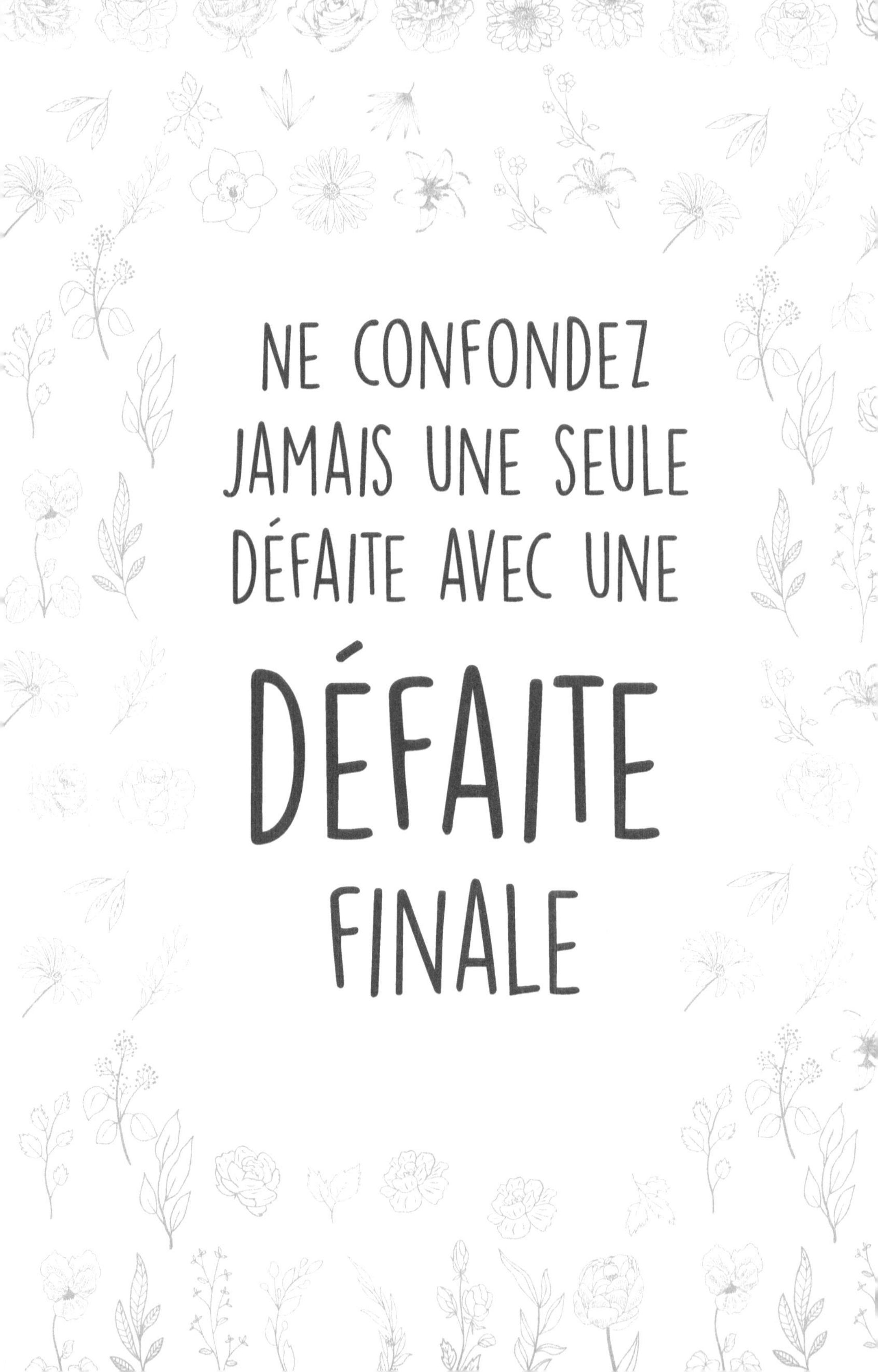

NE CONFONDEZ
JAMAIS UNE SEULE
DÉFAITE AVEC UNE
DÉFAITE
FINALE

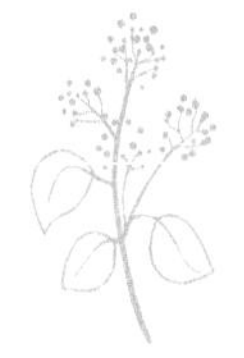

LE TEST DE GROSSESSE

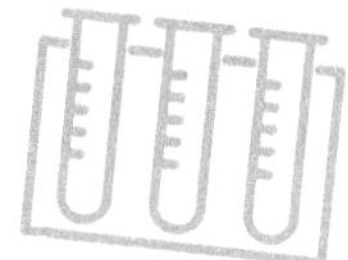

Date   ..../......./......

Lieu   ....

Mon test de grossesse est :

☐   Positif   ☐   Négatif

Ce que je retiens de cette journée:

NOTES

NOTES

NOTES

NOTES

NOTES

NOTES

NOTES

NOTES

NOTES

NOTES

NOTES

NOTES

NOTES

NOTES

NOTES

NOTES

NOTES

NOTES

NOTES

NOTES

PHOTOS SOUVENIR
À COLLER

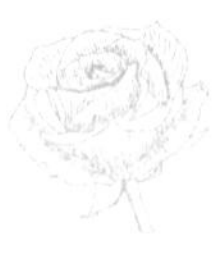

PHOTOS SOUVENIR
À COLLER

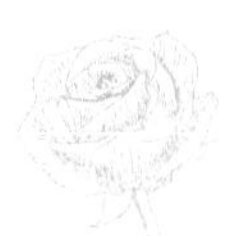

Photos souvenir

À coller

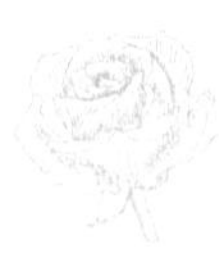

INFORMATIONS

IMPORTANTES

Je note ici toutes les informations imporantes

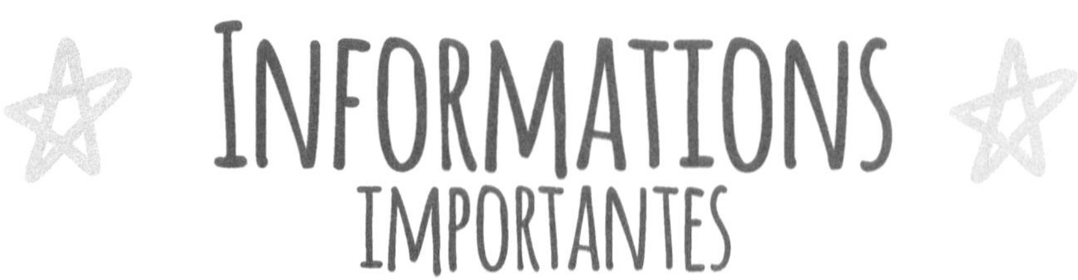

INFORMATIONS IMPORTANTES

Je note ici toutes les informations imporantes

INFORMATIONS
IMPORTANTES

Je note ici toutes les informations imporantes

INFORMATIONS
IMPORTANTES

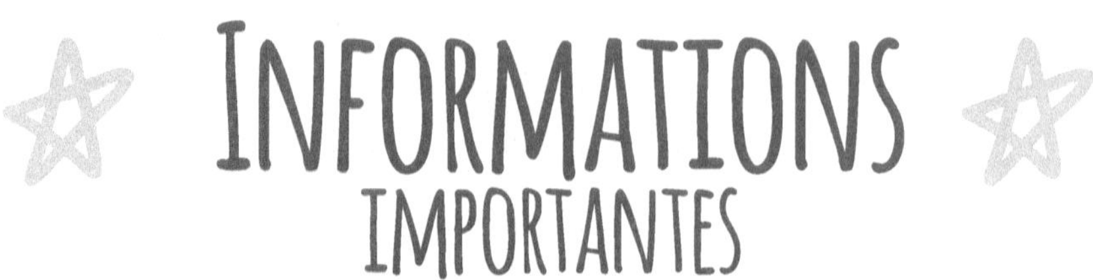

Je note ici toutes les informations imporantes

INFORMATIONS
IMPORTANTES

Je note ici toutes les informations imporantes

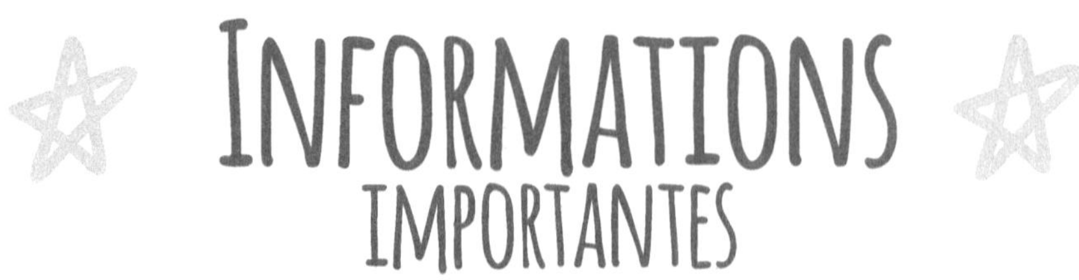

INFORMATIONS
IMPORTANTES

Je note ici toutes les informations imporantes

INFORMATIONS

IMPORTANTES

Je note ici toutes les informations imporantes

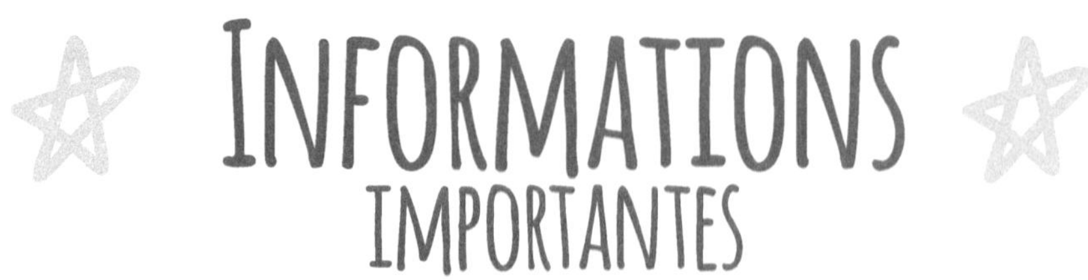

INFORMATIONS
IMPORTANTES

Je note ici toutes les informations imporantes

INFORMATIONS
IMPORTANTES

Je note ici toutes les informations imporantes

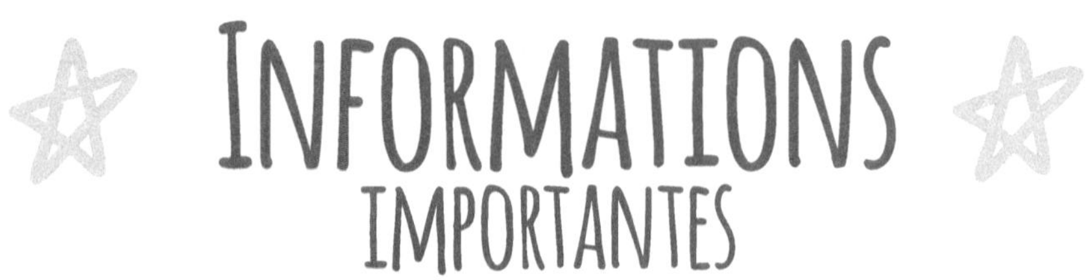 INFORMATIONS IMPORTANTES

Je note ici toutes les informations imporantes

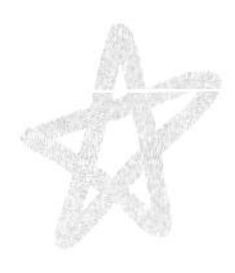

INFORMATIONS
IMPORTANTES

Je note ici toutes les informations imporantes

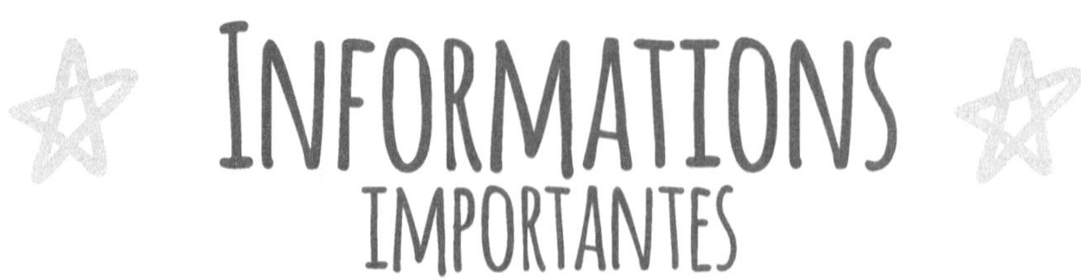

INFORMATIONS
IMPORTANTES

Je note ici toutes les informations imporantes

 INFORMATIONS 
IMPORTANTES

Je note ici toutes les informations imporantes

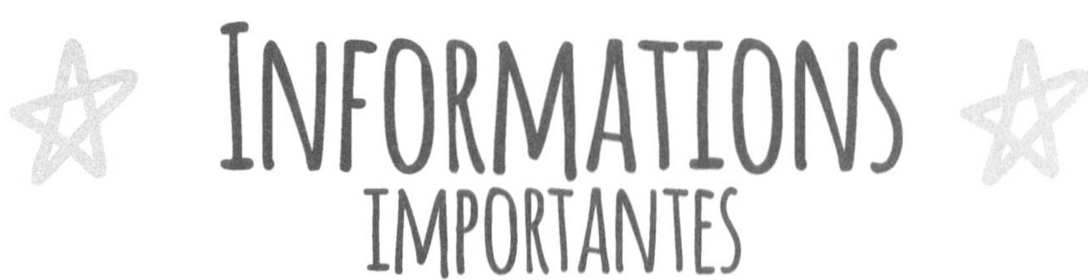

INFORMATIONS
IMPORTANTES

Je note ici toutes les informations imporantes

INFORMATIONS
IMPORTANTES

Je note ici toutes les informations imporantes

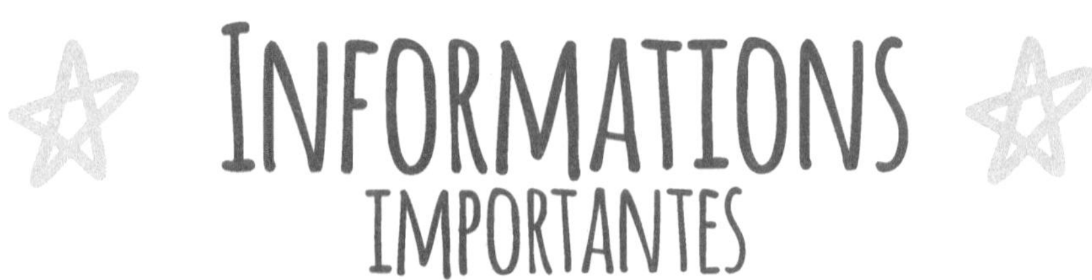

Je note ici toutes les informations imporantes

 # INFORMATIONS
IMPORTANTES

Je note ici toutes les informations imporantes

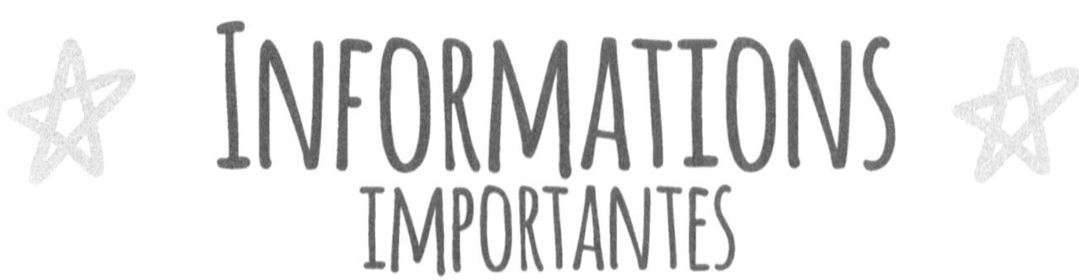

INFORMATIONS
IMPORTANTES

Je note ici toutes les informations imporantes

 INFORMATIONS 
IMPORTANTES

Je note ici toutes les informations imporantes

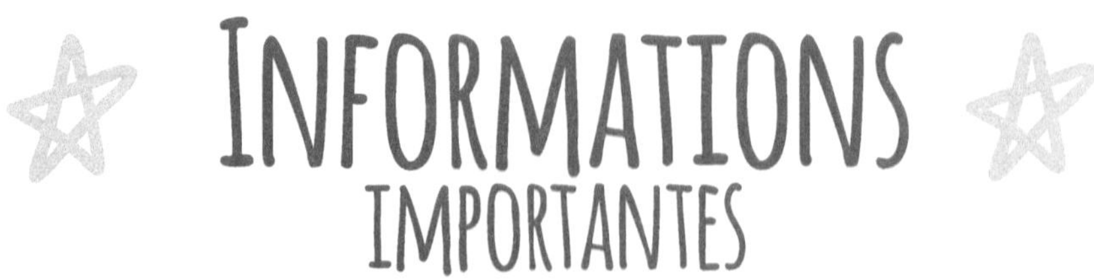

INFORMATIONS
IMPORTANTES

Je note ici toutes les informations imporantes

www.ingramcontent.com/pod-product-compliance
Lightning Source LLC
Chambersburg PA
CBHW030357280726

48655CB00019B/2319